FORSCHUNGSBERICHT DES LANDES NORDRHEIN-WESTFALEN

Nr. 2703/Fachgruppe Medizin

Herausgegeben im Auftrage des Ministerpräsidenten Heinz Kühn
vom Minister für Wissenschaft und Forschung Johannes Rau

Prof. Dr. Peter Gaehtgens
Priv.-Doz. Klaus-Ulrich Benner
Dr. Sabine Schickendantz
Institut für Normale und Pathologische Physiologie
der Universität zu Köln

Untersuchungen über die Beziehung
zwischen Durchblutung und Stoffaustausch
im Skeletmuskel
unter Berücksichtigung der funktionellen
shunt-Durchblutung

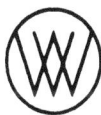

SPRINGER FACHMEDIEN WIESBADEN GMBH

CIP-Kurztitelaufnahme der Deutschen Bibliothek

Gaehtgens, Peter
Untersuchungen über die Beziehung zwischen
Durchblutung und Stoffaustausch im Skeletmuskel unter Berücksichtigung der funktionellen shunt-Durchblutung / Peter Gaehtgens;
Klaus-Ulrich Benner; Sabine Schickendantz. -
1. Aufl. - Opladen: Westdeutscher Verlag, 1977.

(Forschungsberichte des Landes Nordrhein-
Westfalen; Nr. 2703 : Fachgruppe Medizin)
ISBN 978-3-531-02703-6   ISBN 978-3-663-06777-1 (eBook)
DOI 10.1007/978-3-663-06777-1
NE: Benner, Klaus-Ulrich:; Schickendantz,
Sabine:

© 1977 by Springer Fachmedien Wiesbaden
Originally published by Westdeutscher Verlag GmbH, Opladen in 1977

ISBN 978-3-531-02703-6

Inhalt

Einleitung 1
Material und Methoden 2
Ergebnisse 3
Diskussion 6
Zusammenfassung 10
Literatur 11
Abbildungen 14

Einleitung

Verschiedene physiologische bzw. pharmakologische Untersuchungen haben Hinweise dafür erbracht, daß sich in der Skeletmuskulatur zwei Anteile der Durchblutung funktionell differenzieren lassen, die entsprechend ihrer Nutzbarkeit für den Substrataustausch zwischen Gefäßinhalt und Gewebe als "nutritiv" bzw. "nicht-nutritiv" bezeichnet wurden (Appelgren 1972; Ballard et al. 1964; Brakkee u.Vendrik 1971; Hyman et al. 1958; Schroeder 1966). Diese Ergebnisse stehen in Kontrast zu den Befunden morphologischer Studien, die wiederholt und einmütig das Fehlen von morphologisch faßbaren Kurzschlußgefäßen im Skeletmuskel, z.B. der sog. arterio-venösen Anastomosen, betonen (Eriksson u.Myrhage 1972; Eriksson et al. 1973; Grant 1964; Hammersen 1962, 1970; Stingl 1973), daneben aber auch keine anderen als Umgehungssysteme des Kapillarnetzwerks ansprechbaren Gefäße haben aufzeigen können. Die Diskrepanz zwischen physiologischen und pharmakologischen Meßergebnissen einerseits und fehlendem morphologischen Substrat andererseits hat zur Entwicklung von Konzepten geführt, in denen eine funktionelle Deutung der Dissoziation zwischen Durchblutungs- und Austausch-Regulation versucht wurde (Hirche u. Gaehtgens 1977). Diese Konzepte basieren teilweise auf der Angioarchitektonik der terminalen Strombahn (Grunewald u.Lübbers 1968; Grunewald 1973; Kessler 1974; Kessler et al. 1976; Zweifach 1939), teilweise auf dem von der Hämodynamik stark abhängigen Fließverhalten des strömenden Blutes (Schmid-Schönbein 1972).

In der vorliegenden Arbeit soll die Beziehung zwischen nutritiver und Gesamtdurchblutung des ruhenden und arbeitenden Skeletmuskels bei gesteigerter bzw. eingeschränkter Durchblutung untersucht werden; dies geschieht mit Hilfe des Vergleichs von Durchblutungsänderungen und Änderungen der kapillären Transportkoeffizienten für einen schnell diffundierenden Indikator. Charakteristisch für den Skeletmuskel ist die außerordentlich große Regulationsbreite der Durchblutung, die der stark variablen Stoffwechselaktivität entspricht. Die bei Muskelarbeit beobachteten hohen Durchblutungswerte stellen jedoch keineswegs das absolut, z.B. durch Pharmaka, erreichbare Durchblutungsmaximum dar; es besteht somit eine über die Arbeitshyperämie hinausgehende "Durchblutungsreserve". Die nutritive Nutzbarkeit dieser Durchblutungsreserve im Sinne des Stoffaustauschs soll in den vorliegenden Untersuchungen geprüft werden. Weiterhin wird untersucht, in welchem Umfang die anzunehmende Korrelation zwischen Austauschkapazität und Gesamtdurchblutung auch dann erhalten bleibt, wenn der Skeletmuskel bei eingeschränktem O_2-Angebot arbeitet; dabei werden mehrere experimentelle Formen der Angebotsverminderung verglichen, die die Durchströmung der Mikrozirkulation als dem wahrscheinlichsten Ort der shunt-Bildung in unterschiedlicher Weise beeinflussen. Die in der Literatur vorliegenden shunt-Konzepte werden zur Interpretation der unter diesen Bedingungen veränderten Beziehung zwischen nutritiver und nicht-nutritiver Durchblutung herangezogen.

Material und Methoden:

Die Versuche wurden an 24 Hunden mit einem Körpergewicht zwischen 12 und 34 kg durchgeführt. Die Tiere wurden mit Na-Pentobarbital (Nembutal^R, 25 mg/kg) narkotisiert, intubiert und maschinell beatmet unter Kontrolle der end-exspiratorischen CO_2-Konzentration. Durch Infusion von 0.3 M $NaHCO_3$-Lösung wurde der arterielle Säure-Basen-Status auf normalen Werten gehalten.

Der M. gastrocnemius wurde am linken Hinterbein isoliert; alle Nebenäste der A. und V. femoralis wurden unterbunden bis auf diejenigen, die den M. gastrocnemius versorgten. Die Achillessehne wurde unmittelbar an ihrem Ansatz durchtrennt, der Unterschenkel abgetrennt und der distale Femurkopf fixiert. Die freie Achillessehne wurde in Muskelruhe mit einem Gewicht von 0.5 kp belastet. Die Temperatur des isolierten Muskels wurde kontinuierlich mit einem Thermistor gemessen und auf 37°C gehalten. Der Muskel wurde durch Einwickeln mit Plastikfolie vor dem Austrocknen geschützt.

Nach Heparinisierung (25 mg/kg Vetren^R) wurde die linke A. femoralis unterbunden und mit PVC-Schlauch eine Anastomose zwischen dem distalen, den Muskel versorgenden, und dem proximalen Ende hergestellt. Die den Muskel drainierende V. femoralis wurde nach distal kannüliert; das venöse Muskelblut konnte frei in einen Trichter abtropfen, aus dem es in den zentralen Stumpf der V. femoralis zurückgeführt wurde (Abb. 1). Der venöse Ausflußdruck wurde durch entsprechende Höheneinstellung der Ausflußkanüle auf 0 mmHg gehalten.

Der Muskel wurde durch direkte elektrische Stimulation über zwei eingestochene Nadelelektroden gereizt. Die Reizimpulse bestanden aus Serien (Dauer 0.2 sec, unterbrochen durch Pausen von 0.5 sec) von Rechteckreizen (Dauer 0.5 msec, Frequenz 100 Hz). Während der isotonischen, tetanischen Muskelarbeit bei einer Belastung zwischen 1.5 und 6 kp wurde die Kontraktionsamplitude mit einem induktiven Wegaufnehmer (linear motion transducer SS-109, Collins Corp., Long Beach, USA) gemessen. Die Muskeldurchblutung wurde mit einem elektromagnetischen Flowmeter (Statham SP 2202), der arterielle Perfusionsdruck mit einem Druckaufnehmer (Statham P 23 De) und die venöse O_2-Sättigung mit einem Oxymeter (Atlas-Universal-Oxymeter, Atlas-Werke, Bremen) kontinuierlich gemessen und auf einem Direktschreiber registriert. Arterielle und venöse Blutproben wurden auf O_2-Sättigung und Hämoglobingehalt (CO-Oxymeter Model 182, Instrumentation Lab., Lexington, USA), pO_2, pH und pCO_2 (Radiometer BMS 3 Mk2, Kopenhagen), sowie O_2-Gehalt (Lex-O_2-Con, Lexington Instruments, Waltham, USA) analysiert.

Kapilläre Transportkoeffizienten (PS) wurden mit der Indikatordiffusionsmethode nach CRONE (1963) bestimmt. 0.5 ml zentrifugierter Erythrozyten wurden in 0.5 ml Plasma suspendiert, das 200 mg% Evans Blue (EB) und 2.5 g% 4-Amino-Antipyrin (4-AA) enthielt. Diese Suspension wurde schnell in die arterielle Schlauchzuleitung zum Muskel injiziert. Venöse Blutproben wurden kontinuierlich aufgefangen zur Bestimmung der Zeit-Konzentrationskurven beider Indikatoren. Nach Zentrifugieren der Proben wurde die EB-Konzentration photometrisch (623 nm) bestimmt, die 4-AA-Konzentration nach der Methode von Huckabee (1956). Die fraktionelle Extraktion von 4-AA wurde berechnet nach

$$fE = \int_0^p (C_{EB} - C_{4AA})dt \Big/ \int_0^p C_{EB}dt$$

wobei o und p die Blutproben bezeichnen, die zum Injektionszeitpunkt (o) bzw. zum Zeitpunkt der maximalen EB-Konzentration (p) entnommen wurden. Der kapilläre Transportkoeffizient PS wurde berechnet nach

$$P \cdot S = \dot{V} \cdot \ln \frac{1}{1 - fE}$$

wobei $\dot{V}$ die Muskeldurchblutung in ml/min·100g angibt.

Die Messung der angegebenen Größen erfolgte in Muskelruhe und bei isotonischer, rhythmischer Arbeit, während pharmakologischer Dilatation, unter Bedingungen der isovolämischen Hämodilution sowie nach partieller Mikroembolisierung der Muskelstrombahn und bei arterieller Okklusion. Pharmakologische Dilatation wurde durch intra-arterielle Dauerinfusion bzw. Injektion der Pharmaka Adenosin, Isoproterenol, Acetylcholin, Carbochromen erreicht. Die isovolämische Hämodilution des Versuchstieres erfolgte durch Austausch von Blut gegen gleiche Volumina einer Dextranlösung (Rheomakrodex^R, Knoll AG, Ludwigshafen). Die Mikroembolisierung der Muskelstrombahn wurde auf zwei verschiedene Weisen herbeigeführt: 1. eine reversible Embolisierung durch Auslösung der Thrombozyten-Aggregation im Perfusionsblut mittels intra-arterieller Infusion von ADP (1 ml/min einer 10^{-4} bis 10^{-6} M Lösung); 2. eine irreversible Embolisierung durch intra-arterielle Injektion von Latex-Mikrosphären (Dow-Latex, Serva Feinbiochemica, Heidelberg), deren Größenverteilung ein Maximum bei 25-30 µm aufwies.

Ergebnisse:

1. Ruhender Muskel:
Die Messungen am ruhenden, nicht dilatierten Muskel ergaben eine mittlere Durchblutung von 24.7 ± 8.4 ml/min·100g bei einem mittleren O_2-Verbrauch von 0.47 ± 0.04 ml/min·100g. Dies entspricht einer mittleren O_2-Extraktion von 12%. Die fraktionelle Extraktion von 4-AA lag im Mittel bei 0.849 ± 0.06, sodaß sich ein Mittelwert für den kapillären Transportkoeffizienten von 40.03 ± 21.07 ml/min·100g errechnen ließ.

2. Rhythmisch-isotonische Muskelarbeit:
Unter Muskelarbeit stieg die Durchblutung auf einen Mittelwert von 86.6 ± 36.5 ml/min·100g an. Der mittlere O_2-Verbrauch betrug 10.8 ± 4.1 ml/min·100g, entsprechend einer O_2-Extraktion von 63%, bei einer Muskelleistung von im Mittel 2.25 ± 0.92 kpm/min·100g. Die Streubreite dieser Werte ist relativ groß, da bewußt versucht wurde, durch unterschiedliche Muskelbelastung die Arbeitshyperämie über einen weiten Bereich zu variieren, um die Abhängigkeit zwischen PS und Durchblutung untersuchen zu

können. Die Höhe der Durchblutung schwankte daher zwischen
41.5 und 155.2 ml/min·100g, die Einzelwerte des O_2-Verbrauchs
lagen zwischen 4.1 und 18.6 ml/min·100g. Die Bestimmungen der
fraktionellen Extraktion von 4-AA zeigten im statistischen Mittel keine Änderungen gegenüber der Ruheperiode: der Mittelwert lag bei 0.857 ± 0.05. Daher errechnete sich eine Steigerung des Transportkoeffizienten, die ausschließlich durch die
Durchblutungssteigerung zustande kam: der Mittelwert von PS betrug bei Arbeit 169.2 ± 64.6 ml/min·100g. Die Beziehung zwischen
Arbeitshyperämie und PS für 4-AA ist in Abb. 2 wiedergegeben. Es
zeigte sich eine lineare Proportionalität zwischen beiden Größen. Die Einzelwerte ließen sich durch eine Regressionsgerade
der Gleichung PS = 10.1 + 1.88 $\bar{V}$ mit einem Korrelationskoeffizienten von r = 0.947 annähern.

3. Pharmakologische Dilatation des ruhenden Muskels:
Die Ergebnisse dieser Messungen sind ebenfalls in Abb. 2 eingezeichnet. Die Dosierung der verwendeten Pharmaka wurde bewußt
so variiert, daß verschiedene Durchblutungswerte erreicht werden konnten. Im Mittel aller Versuche betrug die Durchblutung
64.9 ± 30.7 ml/min·100g. Der mittlere O_2-Verbrauch war mit 0.66
± 0.17 ml/min·100g geringfügig höher als am nicht dilatierten,
ruhenden Muskel. In allen Versuchen blieb die fraktionelle Extraktion von 4-AA gegenüber den Werten ohne Dilatation unverändert und unabhängig von Art und Dosierung des Dilatators. Die
Mittelwerte betrugen bei Isoproterenol 0.871 ± 0.05, bei Acetylcholin 0.885 ± 0.03, bei Dipyridamol 0.913 ± 0.05, und bei Carbochromen 0.856 ± 0.05. Dementsprechend stiegen die kapillären
Transportkoeffizienten proportional der Durchblutung an. Abb.
2 zeigt, daß auch unter Dilatation eine lineare Beziehung
zwischen Durchblutung und PS besteht; die Regressionsgleichung
für alle gemessenen Werte lautete PS = 18.4 + 1.69 $\bar{V}$ bei einem
Korrelationskoeffizienten von r = 0.946; ein statistisch zu
sichernder Unterschied zu der Regression bei Muskelarbeit war
nicht nachzuweisen. Der Mittelwert aller Transportkoeffizienten
unter Dilatation betrug 126.9 ± 46.5 ml/min·100g.

4. Pharmakologische Dilatation des arbeitenden Muskels:
Abb. 3 zeigt eine Originalregistrierung eines Versuchs, in dem
während der Arbeit Adenosin intra-arteriell infundiert wurde.
Dabei fand sich eine deutliche Mehrdurchblutung um etwa 40%
der Arbeitshyperämie, begleitet von einem Anstieg der venösen
Sättigung. Die vor und während der Adenosin-Infusion gemessenen
Werte der 4-AA-Extraktion ergaben einen geringen Anstieg unter
Adenosin. Dieser war jedoch im statistischen Mittel aller Versuche nicht signifikant: der Mittelwert lag bei 0.877 ± 0.029.
Die mittlere Durchblutung war dabei auf 118.4 ± 28.5 ml/min·
100g, der mittlere Transportkoeffizient auf 232.9 ± 49.3 ml/
min·100g gesteigert. Wie Abb. 4 zeigt, scheint eine Abweichung
von der Proportionalität zwischen Durchblutung und PS nur dann
aufzutreten, wenn die Arbeitshyperämie bereits sehr hohe Werte
erreichte (über etwa 140 ml/min·100g); unter diesen Bedingungen
schien die 4-AA-Extraktion bei weiterer Durchblutungssteigerung

geringfügig abzusinken.

5. Hämodilution des ruhenden und des arbeitenden Muskels:
Die in dieser Versuchsserie gemessene Ruhedurchblutung des M. gastrocnemius betrug im Mittel bei einem Kontrollhämatokrit von 42 Vol% 11.6 $\pm$ 2.1 ml/min·100g und stieg mit zunehmender Hämodilution stetig an (Abb. 5): der höchste erreichte Mittelwert der Ruhedurchblutung betrug 55.68 $\pm$ 10.6 ml/min·100g bei einem Hämatokrit von 11.6 Vol%. Während isotonischer Muskelarbeit stieg die Muskeldurchblutung von einem Kontrollwert von 95.4 $\pm$ 14.0 ml/min·100g auf einen Mittelwert von maximal 147.9 $\pm$ 14.3 ml/min·100g bei Hämodilution an; dabei fand sich kein mit zunehmender Hämodilution monoton ansteigender Verlauf der Muskeldurchblutung, vielmehr blieb die Durchblutung nach Unterschreiten eines Hämatokritwerts von etwa 20 Vol% relativ unverändert (Abb. 5). Die Viskosität des Perfusionsblutes, die bei 230 sec^{-1} in einem Platte-Kegel-Viskosimeter gemessen wurde, fiel mit zunehmender Blutverdünnung von 3.8 $\pm$ 0.1 cps auf 2.05 $\pm$ 0.1 cps ab. Errechnet man die viskositätsabhängigen Änderungen der Durchblutung als Produkt aus Durchblutung und Viskosität, so findet sich eine Steigerung auf im Mittel 285% gegenüber den Kontrollwerten im ruhenden Muskel, während im arbeitenden praktisch keine viskositätsunabhängige Mehrdurchblutung bei Dilution beobachtet wurde (Abb. 5). Die fraktionelle Extraktion von 4-AA betrug vor Dilution im Mittel 0.83 $\pm$ 0.03 und sank unter Dilution nur geringfügig, aber nicht statistisch signifikant ab (Abb. 6). Dementsprechend änderten sich die Werte der kapillären Transportkoeffizienten proportional den Durchblutungsänderungen. Die O_2-Aufnahme sank mit Hämodilution von einem mittleren Kontrollwert von 10.2 $\pm$ 1.4 ml/min·100g kontinuierlich ab. Gleichzeitig fiel die O_2-Extraktion ab: die venöse Sättigung stieg von einem Kontrollmittelwert von 33.8 $\pm$ 7.5 % signifikant an (Abb. 6). Die kontraktile Leistung fiel mit der Hämodilution von 2.5 $\pm$ 0.5 mkp/min·100g auf einen Minimalwert von 0.75 $\pm$ 0.15 kpm/min·100g.

6. Pharmakologische Dilatation während Muskelarbeit unter Hämodilution:
Intra-arterielle Infusion von Adenosin in den arbeitenden Muskel auf verschiedenen Stufen der Hämodilution erbrachte unabhängig von der Höhe des arteriellen Hämatokrits einen Durchblutungsanstieg um etwa 30-40% des Kontrollwerts (Abb. 5 und 6). Bis auf die venöse O_2-Sättigung, die ebenfalls unabhängig vom Ausmaß der Dilution um etwa 40% anstieg, blieben alle anderen gemessenen Parameter unverändert. Insbesondere fand sich keine Änderung der Extraktion von 4-AA; entsprechend stiegen die kapillären Transportkoeffizienten proportional der Durchblutung um 30-40% an.

7. Arterielle Drosselung während Muskelarbeit:
Reduzierung des O_2-Angebots an den arbeitenden Muskel durch Drosselung des arteriellen Zuflusses führte zu einer signifikanten Abnahme von Muskelleistung und O_2-Aufnahme. Bei einer

Reduzierung des O_2-Angebots um 50% sank die Leistung auf im Mittel $74 \pm 4\%$ des Kontrollwerts von 2.9 ± 0.5 kpm/min·100g; die O_2-Aufnahme war auf $68 \pm 5\%$ des Kontrollwerts von 9.1 ± 1.6 ml/min·100g erniedrigt. Wie Abb. 7 zeigt, war die unter diesen Bedingungen gefundene Abnahme von Leistung und O_2-Aufnahme etwas geringer als bei entsprechender Reduktion des O_2-Angebots durch Hämodilution. Im Gegensatz zu den Befunden bei Hämodilution stieg die O_2-Extraktion bei arterieller Okklusion signifikant an: die venöse Sättigung fiel von einem Kontrollmittelwert von 37.8 ± 4.1 % auf einen Mittelwert von 16.6 ± 3.0 % ab. Die fraktionelle Extraktion von 4-AA blieb gegenüber der Kontrolle unverändert; daher ergab sich wiederum eine der Durchblutungsminderung quantitativ entsprechende Erniedrigung des kapillären Transportkoeffizienten.

8. Partielle Mikroembolisierung während Muskelarbeit: Intra-arterielle Injektion von Latex-Mikrosphären sowie Auslösung der intravasalen Thrombozyten-Aggregation durch ADP führte in allen Versuchen zu einer signifikanten Abnahme der Muskelleistung und der O_2-Aufnahme. Abb. 8a zeigt eine Originalregistrierung, bei der die Mikroembolisierung mit Thrombozyten-Aggregaten zu einer nur leichten Durchblutungsminderung führte, verbunden mit einer signifikanten Zunahme der venösen O_2-Sättigung. Diese Änderungen bildeten sich nach Ende der ADP-Infusion sehr schnell zurück. Entsprechende Ergebnisse mit jedoch unvollständiger Erholung fanden sich nach Injektion von Mikrosphären (Abb. 8b). Die Extraktion von 4-AA war nach Mikroembolisierung von einem Kontrollwert von 0.855 ± 0.058 signifikant auf einen Mittelwert von 0.726 ± 0.056 reduziert; daraus errechnete sich eine Reduzierung der kapillären Transportkoeffizienten, die über das Maß der Durchblutungsminderung hinausging. Die nach partieller Mikroembolisierung gemessenen Werte von Durchblutung und PS ließen sich durch eine Regressionsgerade $PS = 0.25 + 1.32 \dot{V}$ bei einem Korrelationskoeffizienten von $r = 0.989$ annähern; der Regressionskoeffizient dieser Beziehung war von dem vor Mikroembolisierung erhaltenen Wert signifikant verschieden; unter Kontrollbedingungen lautete die Regressionsgleichung $PS = 5.07 + 1.8 \dot{V}$ bei $r = 0.984$.

Diskussion:

Ziel der vorliegenden Untersuchungen war es, diejenigen Bedingungen zu untersuchen, unter denen es im Skeletmuskel zu einer Veränderung des Verhältnisses zwischen funktionell, d.h. im Sinne des Substrataustauschs nutritiver und nicht-nutritiver Durchblutung kommen kann und damit zu einer Umverteilung der Durchströmung der terminalen Strombahn, die den vollständigen Substrataustausch zwischen Blut und Gewebe einschränkt. Eine solche funktionelle shunt-Durchblutung läßt sich experimentell an einer unvollständigen Extraktion von diffundierenden Indikatoren, bzw. an einer reduzierten O_2-Extraktionsfähigkeit im arbeitenden Muskel erkennen. Daher wurde in den vorliegenden Versuchen Indikator- bzw. O_2-Extraktion unter verschiedenen Bedingungen verminderter oder gesteigerter Durchblutung neben anderen funktionellen und hämodynamischen Größen bestimmt.

Im Gegensatz zu den bei Hämodilution und bei arterieller Drosselung erhobenen Befunden zeigte sich nach partieller Mikroembolisierung des arbeitenden Muskels schon bei einer geringfügigen Einschränkung des rechnerischen O_2-Angebots (Durchblutung x arterieller O_2-Gehalt) eine an der reduzierten 4-AA-Extraktion ablesbare Steigerung der sog. nicht-nutritiven Durchblutung. Dementsprechend war auch bei dieser Form der O_2-Angebots-Verminderung eine im Vergleich zu Dilution und Okklusion wesentlich stärkere Abnahme von kontraktiler Leistung und O_2-Verbrauch zu beobachten. Es wird daraus ersichtlich, daß zumindest bei einer teilweisen Verlegung der terminalen Strombahn die Gesamtdurchblutung bzw. das arterielle O_2-Angebot nicht als ein brauchbares Kriterium für die nutritive Leistungsfähigkeit der Mikrozirkulation angesehen werden kann.

Die beobachtete relative Zunahme der nicht-nutritiven Durchblutung nach Mikroembolisation ließe sich am ehesten durch morphologische Kurzschlußverbindungen im Gefäßsystem erklären, die nach partiellem Verschluß der nutritiven Kapillargefäße die "Restdurchblutung" übernehmen könnten. Die daraus resultierende Umgehung des Kapillarsystems würde sowohl zu einem shunt für 4-AA als auch für O_2 führen. Diese Erklärung stößt freilich auf Schwierigkeiten, da die in der Literatur vorliegenden Untersuchungen zur Morphologie der muskulären Endstrombahn die Existenz zumindest groß-kalibriger Kurzschlußgefäße überwiegend verneinen (Hammersen 1962, 1970; Eriksson u. Myrhage 1972; Stingl 1973). Immerhin ist auf die Befunde einiger Autoren hinzuweisen, denen es gelungen ist, nach intra-arterieller Injektion verschiedener Mikrosphären auch im venösen Muskelblut Partikel mit Durchmessern bis zu 40 µm nachzuweisen (Bostroem u. Schoedel 1953; Dieter 1954; Piiper u. Schoedel 1954); in eigenen Versuchen fanden wir im venösen Muskelblut Mikrosphären mit einem maximalen Durchmesser von 9 µm (Gaehtgens et al. 1976). Als Basis für die Erklärung des in den vorliegenden Untersuchungen gefundenen shunts für 4-AA und O_2 ließen sich neben den von Hammersen (1962) beschriebenen, an Zahl jedoch spärlichen sog. "Bügelkapillaren" allenfalls die auch für den Skeletmuskel beschriebenen sog. preferential channels (Grant 1964; Zweifach 1937, 1939; Zweifach u. Metz 1955) heranziehen. Die relative Mehrdurchblutung dieser auch als "muscular capillaries" bezeichneten Verbindungen zwischen Arteriolen und Venolen wurde auch unter sog. "low-flow"-Bedingungen beschrieben (Ericson u. Eriksson 1973; Zweifach 1939). Es ist denkbar, daß nach teilweiser Verlegung nutritiver Kapillaren diese preferential channels vorzugsweise durchströmt werden, sodaß die damit entstehende Umverteilung der Mikrozirkulation zu einer

Einschränkung der für Indikator- oder O_2-Austausch verfügbaren Oberfläche bei relativ geringer Reduzierung des arteriellen Gesamt-O_2-Angebots führt.

Sowohl bei rhythmisch-isotonischer Muskelarbeit wie auch bei pharmakologischer Dilatation des ruhenden Muskels besteht eine lineare Beziehung zwischen Durchblutung und kapillären Transportkoeffizienten für den schnell diffundierenden Indikator 4-Amino-Antipyrin bei konstant hoher fraktioneller Extraktion. Damit wird eine wirksame Beteiligung morphologischer shunt-Gefäße an der Durchströmung des Muskels unter diesen Bedingungen ausgeschlossen. Selbst bei Hämodilution mit zusätzlicher pharmakologischer Dilatation des arbeitenden Muskels, bei der die absolut höchsten Durchblutungswerte (im Einzelexperiment bis zu 250 ml/min·100g) gemessen wurden, war die Extraktion dieses Indikators im Mittel nur unbedeutend vermindert. Bei diesen maximalen Durchblutungswerten kann allerdings eine geringfügige Unterschreitung der kritischen Kontaktzeit in den durchströmten Kapillaren nicht ganz ausgeschlossen werden, die auch als Ursache der nur geringen PS-Steigerung bei weiterer Durchblutungssteigerung durch Dilatation des arbeitenden Muskels angesehen werden könnte.

Nach Ausschluß einer wesentlichen Beteiligung von morphologischen Kurzschlußgefäßen stellt sich die Frage nach der Ursache der bei Hämodilution des arbeitenden Muskels beobachteten Abnahme der O_2-Extraktion. Diese Extraktionsabnahme ist die wesentliche Ursache des raschen Abfalls von O_2-Aufnahme und Leistung mit sinkendem O_2-Angebot. Im Gegensatz zur Mikroembolisierung betrifft die Einschränkung der Extraktion bei Hämodilution jedoch nur den O_2, nicht aber den im Plasma gelösten diffusiblen Indikator, sodaß auch eine kritische Verkürzung der kapillären Kontaktzeit als Erklärung nicht in Frage kommt. Zur Interpretation des unterschiedlichen Verhaltens von O_2- und 4-AA-Extraktion möchten wir einen auf dem Fließverhalten des Blutes in der Mikrozirkulation beruhenden shunt-Mechanismus zur Diskussion stellen, der auf der in mehreren Untersuchungen beschriebenen Separation von Plasma- und Zellflux in verzweigten Gefäßsystemen (Gaehtgens et al. 1976; Groom 1968; Johnson 1971; Krogh 1922; Moore u.Baker 1971; Palmer 1969) beruht.

Bei der Perfusion unterschiedlich langer Kapillaren mit dementsprechend unterschiedlichem hydraulischen Strömungswiderstand innerhalb der terminalen Strombahn kann es, wie Kessler (1974) und Kessler et al.(1976) gezeigt haben, zu einer regional unterschiedlichen Extraktion von O_2 aus dem Kapillarblut kommen. Dies ist in Abb. 9 schematisch dargestellt; diesem Schema unterliegt die Annahme, daß auf Grund eines innerhalb des Gewebes homogenen O_2-Verbrauchs die O_2-Entnahme und damit die Steilheit des Sättigungsabfalls pro Längeneinheit der Kapillare konstant ist. Als Folge der unterschiedlichen Kapillarlänge kann nach dieser Vorstellung der gemischt-venöse O_2-Gehalt (die Sättigung oder auch der pO_2) höher sein als am distalen Ende einzelner Kapillaren.

Dieses auf der Angioarchitektonik des Kapillarnetzes beruhende Modell, in dem das O_2-Angebot der Kapillaren nur durch Änderungen der Stromstärke bestimmt ist, läßt sich ergänzen, wenn man berücksichtigt, daß kurze Kapillaren mit relativ höherem Stromzeitvolumen einen relativ höheren Volumenanteil der strömenden Zellen erhalten als längere Kapillaren. Dies ist das Resultat des sog. Screening-Effekts, d.h. der flußabhängigen Separation von Zellen und Plasma, die sowohl in vitro (Gaehtgens et al. 1976 a, 1976 b;) als auch in lebenden Kapillarsystemen (Johnson 1971) nachgewiesen wurde: An einer kapillären Gefäßaufzweigung führt die schneller durchströmte Kapillare ein wesentlich zellreicheres Blut ab als das weniger schnell durchströmte Gefäß. Da die **Transportkapazität** des Kapillarflusses für O_2 wesentlich durch den intrakapillären Hämatokrit bestimmt wird, führt eine inhomogene Flußverteilung zwischen verschieden langen Kapillaren zu einer inhomogenen O_2-Transportkapazität. Wie in Abb. 10 schematisch dargestellt, kann dieser Mechanismus theoretisch zum gleichzeitigen Auftreten hypoxischer und "überversorgter" Gewebsareale führen. Er dürfte als Ursache eines funktionellen shunts für O_2 nur von geringer Bedeutung sein, wenn auf Grund allgemeiner Reduzierung der Durchblutung (wie etwa bei arterieller Drosselung) die Inhomogenität der Kapillardurchblutung weitgehend aufgehoben ist. Hierfür spricht die dabei maximale O_2-Extraktion, die auch in unseren Okklusionsversuchen gefunden wurde. Ein shunt auf Grund der Zell-Plasma-Separation kann jedoch insbesondere dann deutlich werden, wenn durch Beeinflussung des Gefäßtonus und möglicherweise auch durch Veränderung der Fließeigenschaften des Blutes die Inhomogenität der Kapillardurchblutung zunehmen sollte. Die sicher bei Hämodilution gesteigerte Strömungsgeschwindigkeit in präkapillären Arteriolen wird nach den gegenwärtigen Kenntnissen über den Screening-Mechanismus die Zell-Plasma-Separation an der Kapillarabzweigung erheblich begünstigen.

Das hier entwickelte Konzept eines funktionellen shunts innerhalb der Mikrozirkulation beruht damit weitgehend auf mikrorheologischen Strömungsmechanismen, die insbesondere an Gefäßverzweigungen im Kapillarsystem eine erhebliche Rolle spielen. Eine Umverteilung der Kapillarperfusion mit gesteigerter Zell-Plasma-Separation wäre damit in der Lage, Befunde zu erklären, bei denen die Extraktion von diffusiblen Indikatoren im Plasma sich anders verhält als die von O_2, wie dies in den vorgelegten Untersuchungen bei Hämodilution beobachtet wurde. Ob ein ähnlicher Mechanismus auch bei Durchblutungssteigerung durch pharmakologische Dilatation des arbeitenden Muskels, d. h. bei teilweiser Nutzung der "Durchblutungsreserve" auftritt, läßt sich nicht entscheiden. Einzelne, in unseren Versuchen gemachte Beobachtungen bei arterieller Okklusion und gleichzeitiger pharmakologischer Dilatation weisen auf die Möglichkeit hin, daß das nutritiv nutzbare O_2-Angebot an die arbeitende Muskulatur auch unter diesen Bedingungen verringert sein könnte: Adenosin-Infusion in den arbeitenden M. gastrocnemius bei konstanter, aber reduzierter Gesamtdurchblutung führte in einigen Versuchen zu einer Senkung der O_2-Aufnahme bei reduzierter O_2-Extraktion.

Die Ergebnisse der Untersuchungen belegen, daß auf Grund regionaler Veränderungen der Mikroperfusion des kapillären Gefäßsystems Verteilungsstörungen für den Substrattransport auftreten können, die die Organfunktion einschränken. So zeigen die Messungen, daß der funktionelle O_2-shunt bei Hämodilution sowie der O_2 und im Plasma gelöste Substrate betreffende shunt nach partieller Mikroembolisierung die Beziehung zwischen O_2-Angebot und möglicher O_2-Aufnahme bzw. kontraktiler Leistung nachhaltig im Sinne einer Leistungsbegrenzung verändert: Bei gleicher Reduzierung des rechnerischen O_2-Angebots um 50% verbleibt dem arbeitenden Muskel bei arterieller Drosselung ein Leistungsrest von 80%, unter Hämodilution von 65 % und nach Mikroembolisierung von nur 30%. Inwieweit eine Nutzung der Durchblutungsreserve, z.B. durch vasoaktive Pharmaka, einen nutritiven Gewinn erbringen kann, läßt sich aus den gewonnenen Daten schwer abschätzen. Sie schließen zwar die Eröffnung morphologischer Kurzschlüsse wie auch die Unterschreitung der Kontaktzeit aus, lassen jedoch offen, ob die für den verwendeten Indikator nachweisbar vergrößerte funktionelle Austauschfläche auch dem O_2-Austausch voll zur Verfügung steht.

Zusammenfassung:

Die vorgelegten Untersuchungen galten der Frage, inwieweit im Skeletmuskel eine Änderung der Relation zwischen der im Sinne des Substrataustauschs nutritiven und der nicht-nutritiven Durchblutung nachzuweisen ist, wenn die Gesamtdurchblutung des Organs experimentell verändert wird. Die Messungen wurden am isolierten autoperfundierten M. gastrocnemius des Hundes bei Muskelruhe und -arbeit, pharmakologischer Vasodilatation, Hämodilution, arterieller Okklusion und partieller Mikroembolisierung durchgeführt.

Der nach Mikroembolisierung durch die Reduzierung der Extraktion sowohl von O_2 als auch eines schnell diffundierenden Indikators nachgewiesene shunt wird durch eine Umverteilung der Mikrozirkulation zugunsten morphologischer Kurzschlußgefäße (preferential channels, Bügelkapillaren) oder durch eine Unterschreitung der kapillären Kontaktzeit erklärt. Eine derartige Umverteilung erklärt jedoch nicht das Auftreten eines O_2-shunts bei fehlender Reduktion der Indikator-Extraktion, wie sie bei Hämodilution beobachtet wurde. Hierfür wird ein Mechanismus postuliert, der auf der Separation von Zell- und Plasmaflux im Kapillarnetz beruht.

Die Befunde zeigen, daß die Leistungsfähigkeit des Skeletmuskels nachhaltig durch das Auftreten funktioneller oder morphologischer shunt-Mechanismen mit nachfolgender relativer Zunahme des nicht-nutritiven Durchblutungsanteils begrenzt sein kann. Eine Steigerung der physiologischen Inhomogenität der Perfusion innerhalb der terminalen Strombahn auf Grund gefäßarchitektonischer, hämodynamischer oder hämorheologischer Faktoren reduziert den nutritiv nutzbaren Anteil der Gesamtdurchblutung.

Literatur:

1. Appelgren, L.: Perfusion and diffusion in shock. Acta physiol. scand., Suppl. 378 (1972)
2. Ballard, K.W., P.A.Fielding, C.Hyman: Evidence for the shift of blood to the nutritive circulation during reactive hyperaemia. J.Physiol. (Lond.) 173, 178-189 (1964)
3. Barlow, T.E., A.L.Haigh, D.N.Walder: Evidence for two vascular pathways in skeletal muscle. Clin. Sci. 20, 367-385 (1961)
4. Bostroem, B., W.Schoedel: Über die Durchblutung der arterio-venösen Anastomosen in der hinteren Extremität des Hundes. Pflügers Arch. ges. Physiol. 256, 371-380 (1953)
5. Brakkee, A.J.M., A.J.H.Vendrik: Arterio-venous shunts in the hind leg of the dog. 6th Europ.Conf.Microcirc., Aalborg, Denmark, 1970, pp. 269-272, Basel: Karger 1971
6. Crone, C.: The permeability of the capillaries in various organs as determined by use of the indicator diffusion method. Acta physiol. scand. 58, 292-305 (1963)
7. Dieter, E.: Über das Vorkommen arterio-venöser Anastomosen im Skeletmuskel. Pflügers Arch. ges. Physiol. 258, 470-474 (1954)
8. Eriksson, E., R.Myrhage: Microvascular dimensions and blood flow in skeletal muscle. Acta physiol. scand. 86, 211-222 (1972)
9. Eriksson, E., L.E.Ericson, R.Myrhage: Vascular morphology in cat skeletal muscle. Bibl. anat. (Basel) 11, 389-394 (1973)
10. Gaehtgens,P., K.U.Benner, K.H.Albrecht: Red cell screening during blood flow through small capillaries in vitro. Pflügers Arch. ges. Physiol. 362 (Supp.), R 8 (1976a)
11. Gaehtgens, K.H.Albrecht, K.U.Benner: Velocity dependence of the dynamic hematocrit in capillaries. Drug. Res. 26, 1231-1232 (1976b)
12. Gaehtgens,P., K.U.Benner, S.Schickendantz: Nutritive and non-nutritive blood flow in canine skeletal muscle after partial microembolization. Pflügers Arch. ges. Physiol. 361, 183-189 (1976c)
13. Grant, R.T.: Direct observation of skeletal muscle blood vessels (rat cremaster). J.Physiol. (Lond.) 172, 123-137 (1964)
14. Groom, A.C.: Transit times of cells and albumin through skeletal muscle. Proc. 1st Int. Conf. on Hemorheology, Reykjavik (A.L.Copley, ed.) Pergamon, London, pp. 643-653 (1968)

15. Grunewald, W.: The influence of the three-dimensional capillary pattern in the intracapillary oxygen diffusion - A new composed model for comparison of calculated and measured oxygen distribution. In: Oxygen supply, M.Kessler, D.F.Bruley, L.C.Clark, D.W.Lübbers, I.A.Silver, J.Strauss (Eds.), Urban&Schwarzenberg, München-Berlin-Wien, pp. 5-7 (1973)
16. Grunewald, W., D.W.Lübbers: Theoretical analysis of the oxygen supply in tissue. In: Oxygen transport in blood and tissue. D.W.Lübbers, U.C.Luft, G.Thews, E.Witzleb (Eds.), Thieme, Stuttgart, p. 100 (1968)
17. Hammersen, F.: Das Gefäßmuster der Skeletmuskulatur. In: Probleme der Haut- und Muskeldurchblutung. L.Delius, E.Witzleb (Eds.) Springer, Berlin-Göttingen-Heidelberg, pp. 11-26 (1962)
18. Hammersen, F.: The terminal vascular bed in skeletal muscle with special regard to the problem of shunts. In: Capillary permeability, Alfred Benzon Symposium II, pp. 351-365 (1970)
19. Hirche, Hj., P.Gaehtgens: Störungen der Mikrozirkulation und der Ionenpermeabilität als leistungsbegrenzende Faktoren des Skelettmuskels. Med. u. Sport $\underline{17}$, 173-177 (1977)
20. Huckabee, W.E.: Use of 4-amino-antipyrine for determining volume of body water available for solute dilution. J.appl. Physiol. $\underline{9}$, 157-162 (1956)
21. Hyman, C., S.Rosell, A.Rosen, R.R.Sonnenschein, V.Uvnäs: Effects of alterations of total muscular blood flow on local tissue clearance of radio-iodide in the cat. Acta physiol. scand. $\underline{46}$, 358-374 (1959)
22. Johnson, P.C.: Red cell separation in the mesenteric capillary network. Amer.J.Physiol. $\underline{221}$, 89-104 (1971)
23. Kessler, M.: Lebenserhaltende Mechanismen bei Sauerstoffmangel und bei Störungen der Organdurchblutung. Mitteilungen aus der Max-Planck-Gesellschaft $\underline{6}$, 444-463 (1974)
24. Kessler, M., J.Höper, B.A.Krumme: Monitoring of tissue perfusion and cellular function. Anaesthesiology $\underline{45}$, 184-197 (1976)
25. Krogh, A.: The anatomy and physiology of the capillaries. New Haven: Yale University Press, 1922
26. Moore, J.C., C.H.Baker: Red cell and albumin flow circuits during skeletal muscle reactive hyperemia. Amer.J.Physiol. $\underline{220}$, 1213-1219 (1971)
27. Palmer, A.A.: Influence of absolute flow rate and rouleau formation on plasma skimming in vitro. Amer.J.Physiol. $\underline{217}$, 1339-1345 (1969)
28. Piiper, J., W.Schoedel: Untersuchungen über die Durchblutung der arteriovenösen Anastomosen in der hinteren Extremität des Hundes mit Hilfe von Kugeln verschiedener Größe. Pflügers Arch. ges. Physiol. $\underline{258}$, 489-500 (1954)
29. Piiper, J., S.Rosell: Attempt to demonstrate large arteriovenous shunts in skeletal muscle during stimulation of sympathetic vasodilator nerves. Acta physiol. scand. $\underline{53}$, 214-217 (1961)

30. Schmid-Schönbein, H.: Blood rheology and the distribution of blood flow within the nutrient capillaries. Bibl. haemat. 41, 1-12 (1972)
31. Schroeder, W.: Nutritive und nicht-nutritive Skelettmuskeldurchblutung. Arch. Kreisl-Forschg. 49, 36-49 (1966)
32. Stingl, J.: Architektonika a ultrastruktura cevniho reciste kosterniho scalstva. Plzensky lek. Sborn., Suppl. 33, 83-117 (1973)
33. Zweifach, B.W.: The structure and reactions of the small blood vessels in amphibia. Amer.J.Anat. 60, 473-514 (1937)
34. Zweifach, B.W.: The character and distribution of the blood capillaries. Anat. Rec. 73, 475-495 (1939)
35. Zweifach, B.W., D.B.Metz: Slective distribution of blood through the terminal vascular bed of mesenteric structures and skeletal muscle. Angiology (Basel) 6, 282-289 (1955)

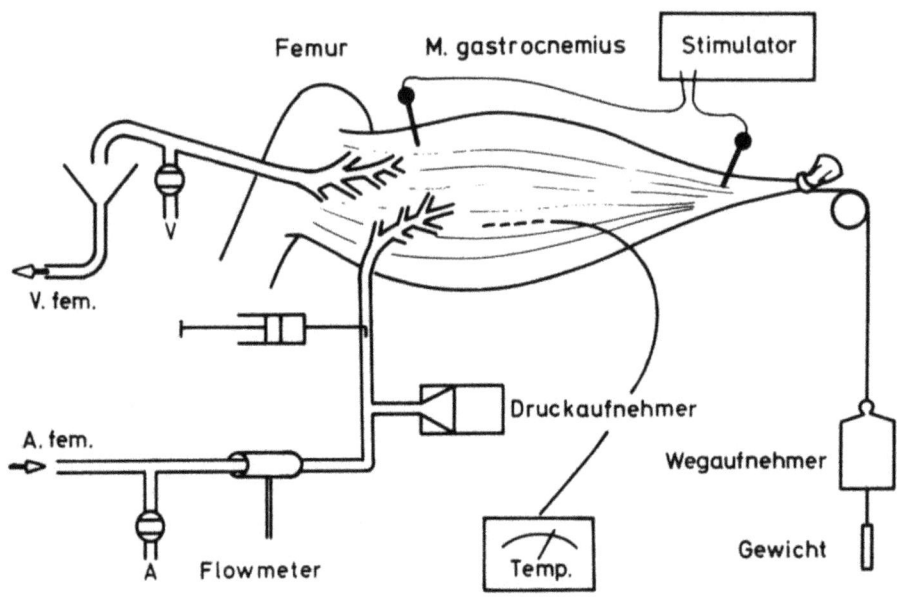

Abb. 1: Schematische Darstellung der Versuchsanordnung. Arterielle bzw. venöse Blutproben wurden an den mit (A) bzw. (V) bezeichneten Stellen entnommen.

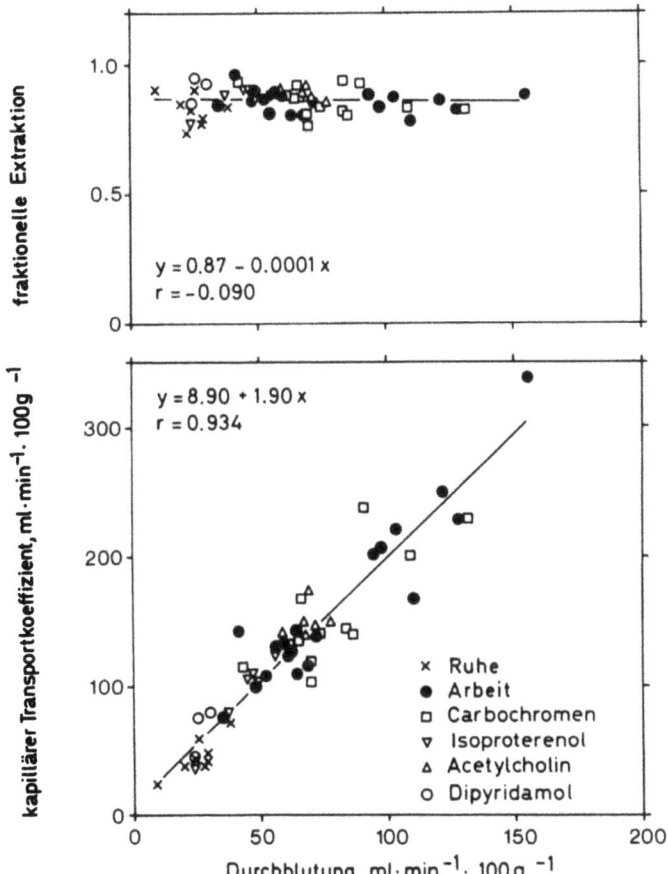

Abb. 2: Beziehung zwischen Gesamtdurchblutung und fraktioneller Extraktion für 4-AA (oben) bzw. kapillären Transportkoeffizienten (unten) unter verschiedenen experimentellen Bedingungen. Die eingezeichneten Regressionsgeraden sind für alle dargestellten Einzelwerte berechnet.

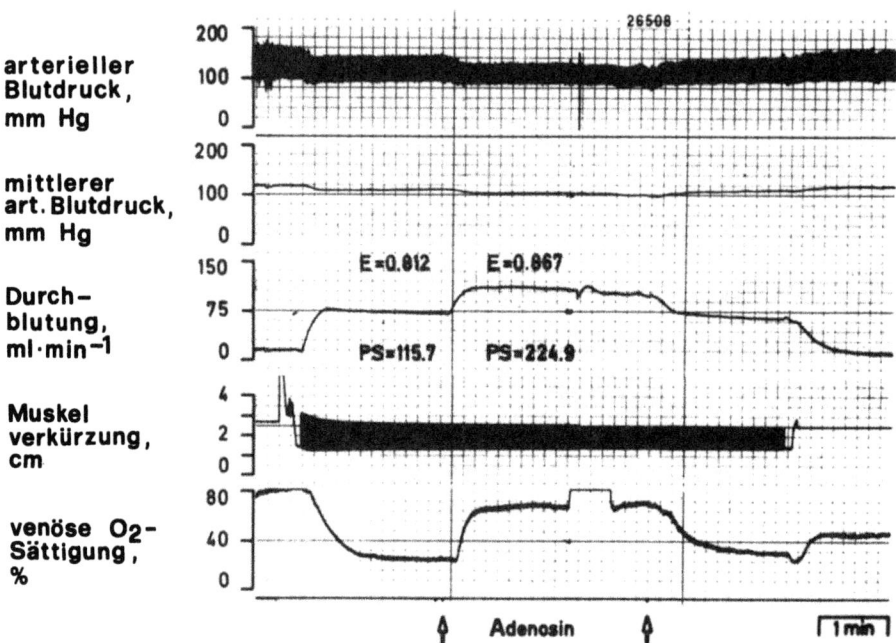

Abb. 3: Originalregistrierung eines Versuchs mit intra-arterieller Adenosin-Infusion in den arbeitenden M. gastrocnemius. Die Infusion bewirkt einen zusätzlichen Durchblutungsanstieg, sowie eine Steigerung der venösen O_2-Sättigung, jedoch keine Änderung der Kontraktionsamplitude. Die fraktionelle Extraktion von 4-AA ist in diesem Versuch leicht erhöht.

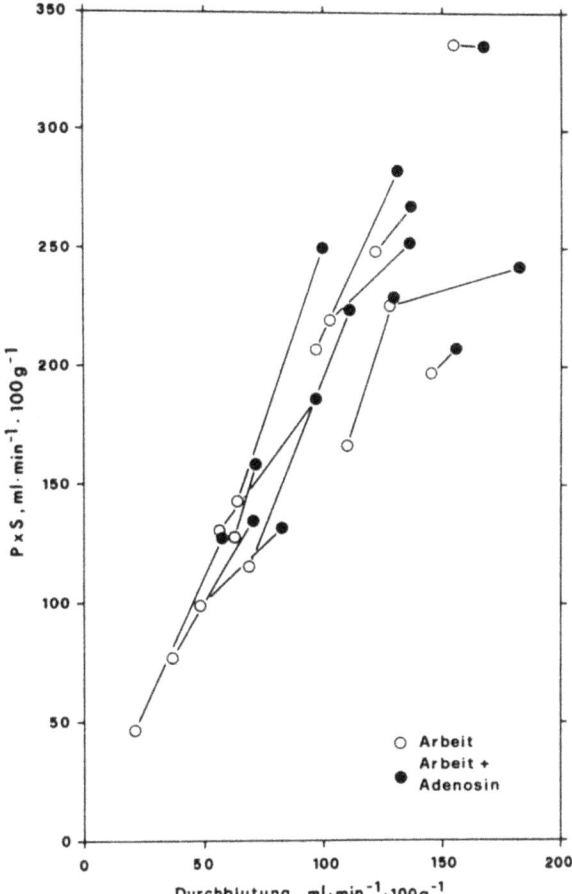

Abb. 4: Beziehung zwischen Gesamtdurchblutung und kapillären Transportkoeffizienten für 4-AA im arbeitenden Muskel mit und ohne zusätzliche Vasodilatation mit Adenosin. Erst bei primär sehr hohen Durchblutungswerten (über etwa 140 ml/min·100g) scheint eine Abweichung von der Proportionalität zwischen den aufgetragenen Größen einzutreten.

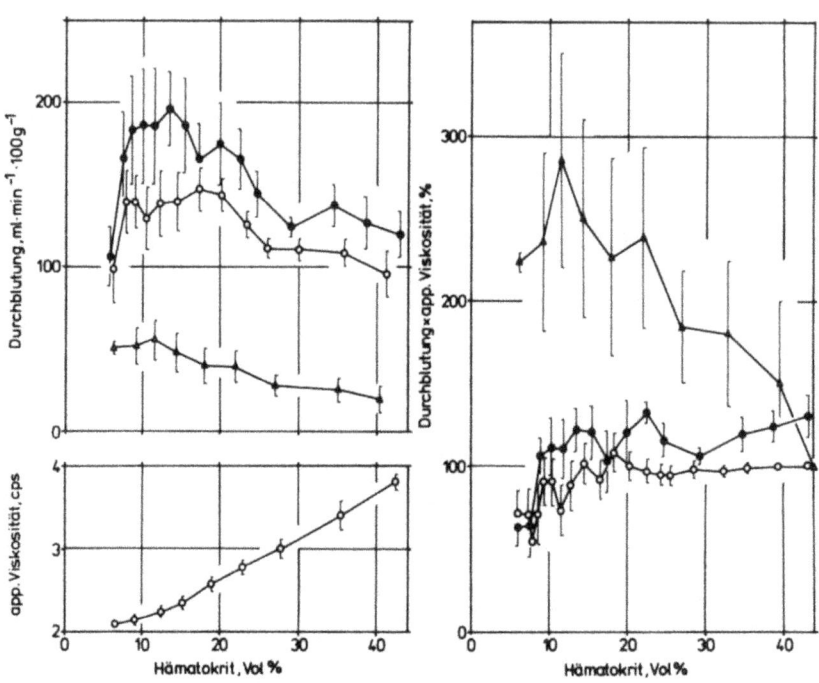

Abb. 5: Änderungen der Gesamtdurchblutung (oben links), der apparenten Blutviskosität (unten links) und der viskositätsunabhängigen Durchblutung (rechts als Funktion des arteriellen Hämatokrits. Mittelwerte von Messungen am ruhenden Muskel (Δ), am rhythmisch isotonisch arbeitenden Muskel (o) und bei zusätzlicher Dilatation des arbeitenden Muskels mit Adenosin (●).

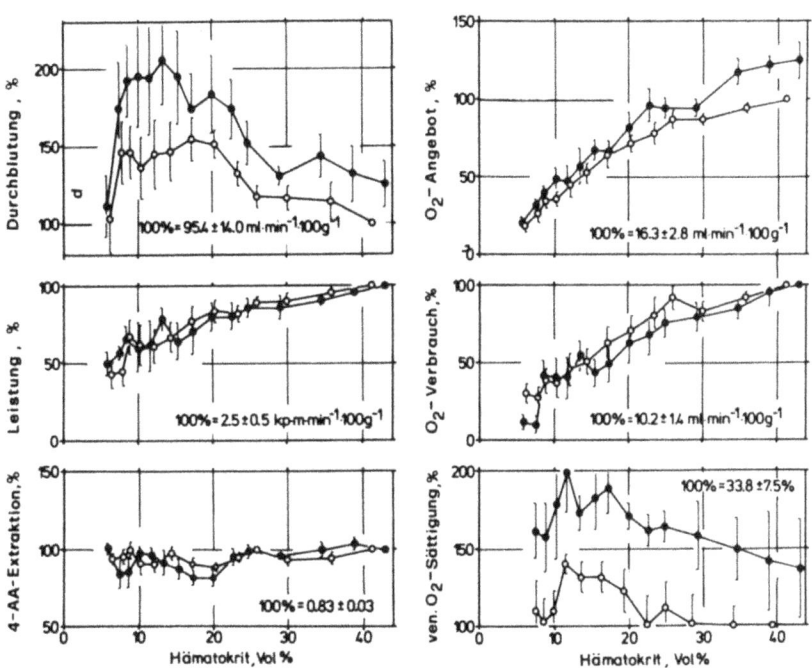

Abb. 6: Effekt der isovolämischen Hämodilution (○) bzw. zusätzlicher Adenosin-Infusion (●) auf die am arbeitenden Muskel gemessenen hämodynamischen und funktionellen Parameter. Auffällig ist die mit sinkendem Hämatokrit ansteigende venöse Sättigung bei nur geringfügiger Änderung der Extraktion von 4-AA. Leistung und O_2-Verbrauch nehmen wegen des mit dem Hämatokrit abfallenden O_2-Angebots stetig ab.

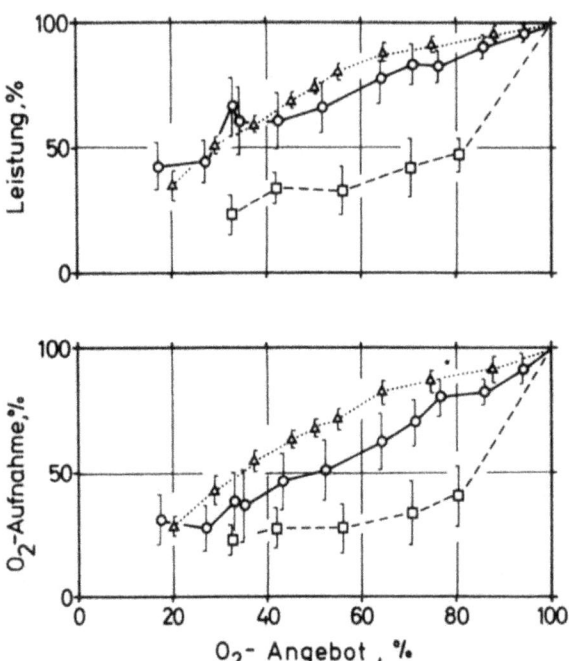

Abb. 7: Beziehung zwischen arteriellem O_2-Angebot und kontraktiler Leistung (oben) bzw. O_2-Verbrauch (unten) des arbeitenden M. gastrocnemius während arterieller Drosselung (△), isovolämischer Hämodilution (○) und nach partieller Mikroembolisierung (□).

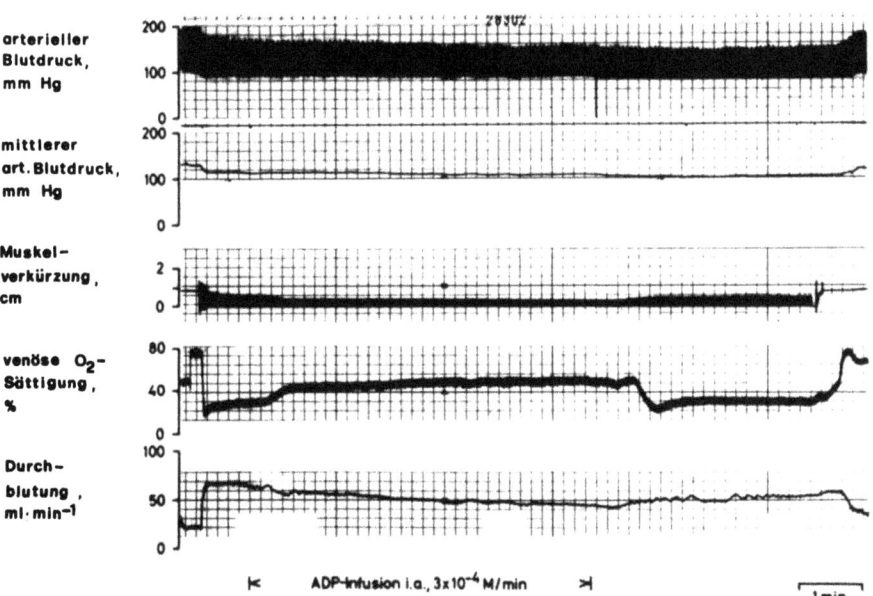

Abb. 8a: Originalregistrierung eines Versuchs, in dem während der Muskelarbeit die Thrombozyten-Aggregation im Perfusionsblut durch ADP-Infusion ausgelöst wurde. Während die Durchblutung stetig abfiel, fand sich bei deutlich reduzierter Muskelleistung eine signifikante Zunahme der venösen O_2-Sättigung. Alle Änderungen bildeten sich nach Infusionsende schnell zurück.

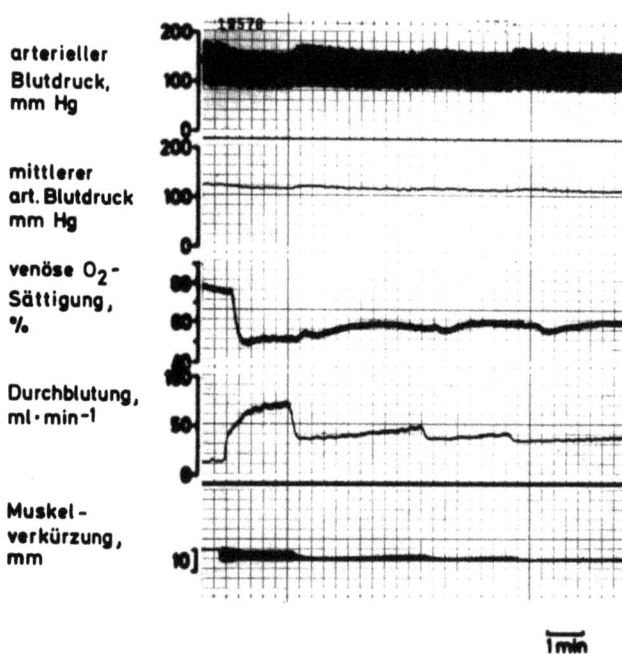

Abb. 8b: Originalregistrierung eines Versuchs, in dem der arbeitende Muskel mit Latex-Mikrosphären partiell embolisiert wurde. Mit jeder Injektion von Mikrosphären fielen Durchblutung und kontraktile Leistung, während die venöse O_2-Sättigung anstieg.

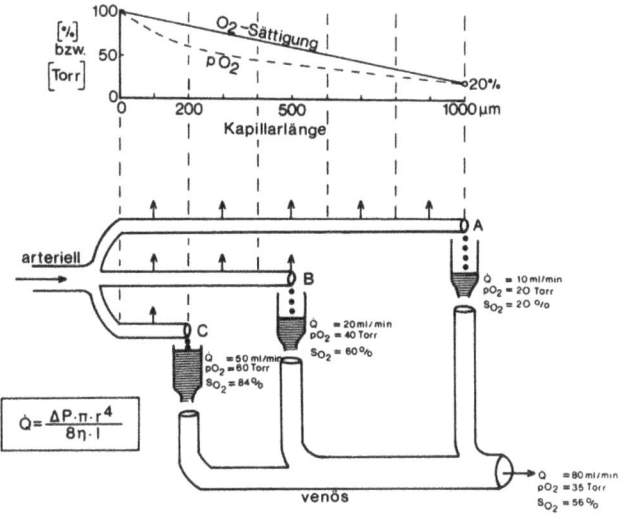

Abb. 9: Schematische Darstellung eines O_2-shunts auf Grund unterschiedlicher Kapillarlängen. Unter der Annahme, daß keine regionalen Unterschiede des O_2-Verbrauchs im Gewebe vorliegen, ergibt sich eine in Längsrichtung der Kapillare linear abfallende O_2-Sättigung. Dem Schema unterliegt ferner die vereinfachende Annahme, daß die Hagen-Poiseuille-Gleichung auch für die Kapillarströmung gilt. In Anlehnung an Kessler (1974) und Kessler et al. (1976)

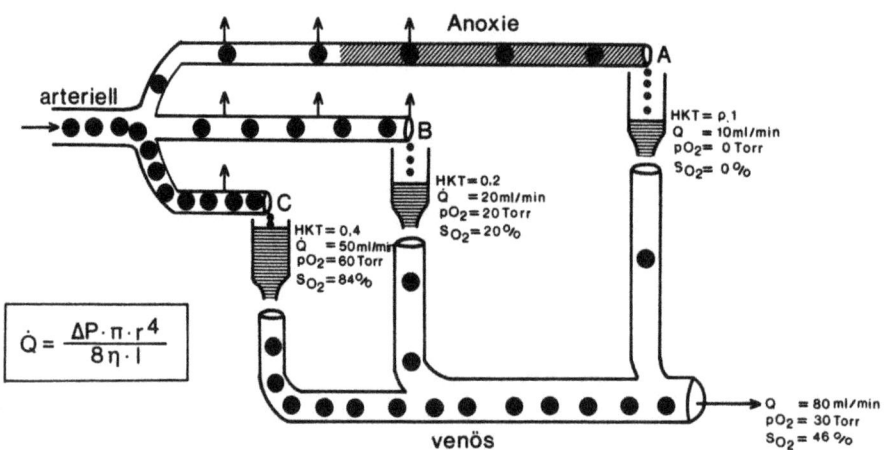

Abb. 10: Schematische Darstellung eines O_2-shunts auf Grund von Zell-Plasma-Separation in einem Netzwerk von Kapillaren unterschiedlicher Länge. Die Kapillare mit der höchsten Stromstärke wird von der Zellsuspension mit dem höchsten Hämatokrit durchströmt. Für die längste Kapillare mit dem niedrigsten Hämatokrit von 0.1 errechnet sich bereits vor Erreichen ihrer halben Länge eine O_2-Sättigung von 0. Der dargestellte Mechanismus bedeutet einen O_2-shunt ohne gleichzeitiges Vorhandensein eines shunts für im Plasma transportierte Substrate.

FORSCHUNGSBERICHTE
des Landes Nordrhein-Westfalen

*Herausgegeben
im Auftrage des Ministerpräsidenten Heinz Kühn
vom Minister für Wissenschaft und Forschung Johannes Rau*

Die „Forschungsberichte des Landes Nordrhein-Westfalen" sind in zwölf Fachgruppen gegliedert:

Geisteswissenschaften
Wirtschafts- und Sozialwissenschaften
Mathematik / Informatik
Physik / Chemie / Biologie
Medizin
Umwelt / Verkehr
Bau / Steine / Erden
Bergbau / Energie
Elektrotechnik / Optik
Maschinenbau / Verfahrenstechnik
Hüttenwesen / Werkstoffkunde
Textilforschung

Die Neuerscheinungen in einer Fachgruppe können im Abonnement zum ermäßigten Serienpreis bezogen werden. Sie verpflichten sich durch das Abonnement einer Fachgruppe nicht zur Abnahme einer bestimmten Anzahl Neuerscheinungen, da Sie jeweils unter Einhaltung einer Frist von 4 Wochen kündigen können.

WESTDEUTSCHER VERLAG
5090 Leverkusen 3 · Postfach 300 620

GPSR Compliance
The European Union's (EU) General Product Safety Regulation (GPSR) is a set of rules that requires consumer products to be safe and our obligations to ensure this.

If you have any concerns about our products, you can contact us on

ProductSafety@springernature.com

In case Publisher is established outside the EU, the EU authorized representative is:

Springer Nature Customer Service Center GmbH
Europaplatz 3
69115 Heidelberg, Germany

www.ingramcontent.com/pod-product-compliance
Ingram Content Group UK Ltd.
Pitfield, Milton Keynes, MK11 3LW, UK
UKHW051659240426

12048UKWH00039B/1424